TRAITEMENT

DE

L'HÉMÉRALOPIE

PAR

L'HUILE DE FOIE DE MORUE

A L'INTÉRIEUR,

Par le Dr ÉDOUARD **DESPONTS**,

De FLEURANCE (Gers)

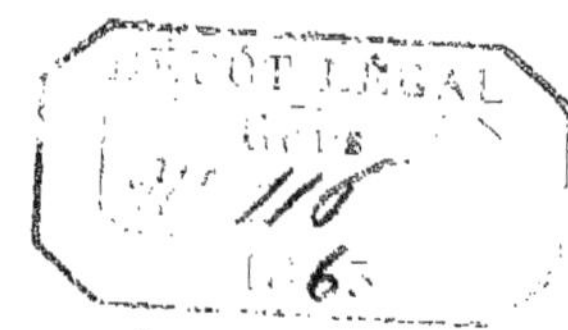

PARIS

ADRIEN DELAHAYE, LIBRAIRE-ÉDITEUR

PLACE DE L'ÉCOLE-DE-MÉDECINE.

1863

TRAITEMENT

DE L'HÉMÉRALOPIE

PAR L'HUILE DE FOIE DE MORUE

A L'INTÉRIEUR.

AUCH, A. COCHARAUX, IMPRIMEUR DE LA PRÉFECTURE.

TRAITEMENT

DE

L'HÉMÉRALOPIE

PAR

L'HUILE DE FOIE DE MORUE

A L'INTÉRIEUR,

Par le Dr Édouard **DESPONTS**,

De FLEURANCE (Gers)

PARIS

ADRIEN DELAHAYE, LIBRAIRE-ÉDITEUR

PLACE DE L'ÉCOLE-DE-MÉDECINE.

1863

TRAITEMENT

DE

L'HÉMÉRALOPIE

PAR

L'HUILE DE FOIE DE MORUE

A L'INTÉRIEUR.

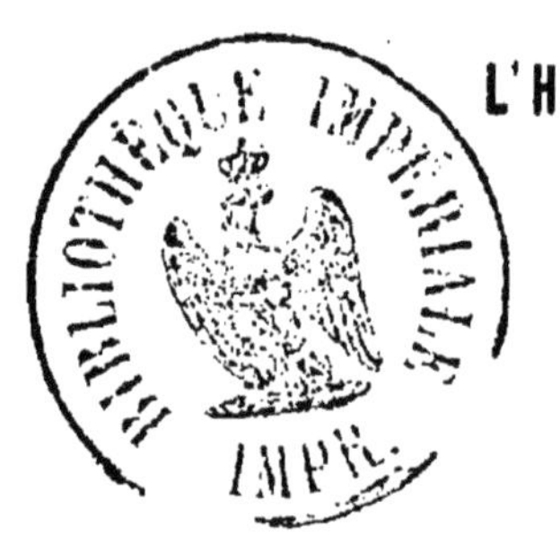

Dans les sciences d'observation, il est presque toujours difficile de faire accepter un fait nouveau. Si ce fait n'a pas été prévu, s'il est en opposition avec les idées regardées comme vraies, si surtout il ne se recommande pas par le nom et la position de son auteur, il obtient difficilement la faveur du public ; il a à lutter, dès son apparition, contre l'incrédulité des uns, contre l'indifférence et la défiance des autres. Cette défaveur semble s'adresser plus particulièrement aux faits qui sont du domaine de la médecine ; l'accueil défavorable qu'ils reçoivent ne tient pas à l'esprit de scepticisme et de doute, que l'on reproche, à tort ou à raison, au corps médical ; mais il est plutôt la conséquence naturelle des nombreuses déceptions, des mécomptes de toutes sortes dont nous sommes trop souvent les témoins ou les dupes. Que de faits mal observés, affirmés sans hésitation ! Que de médications vantées comme héroïques, qui ne sont que le produit éphémère d'une illusion momentanée ou d'une expérimentation insuffisante ou mal faite !

Aussi, loin de blâmer cette sévérité pour toute nouveauté médicale, on doit la louer, l'encourager, la regarder comme nécessaire. C'est elle qui veille aux véritables intérêts de la science et qui protège son progrès réel, en repoussant de la pratique toute conception prématurée, toute tentative hasardeuse, tout moyen thérapeutique incertain dans ses effets ou dangereux dans son application.

Mais, si cette défiance est avantageuse pour la science quand elle est maintenue dans de justes limites, elle a des inconvénients très graves quand elle est exagérée : elle peut frapper de discrédit et condamner à un injuste oubli des moyens thérapeutiques utiles.

L'auteur de toute découverte doit donc travailler de toutes ses forces à réagir contre cette dangereuse prévention. Pour sauver son œuvre, il doit veiller sur elle ; en faire apprécier l'utilité ; chercher à faire passer dans l'esprit de tous sa propre conviction ; faire cesser l'incrédulité des uns et l'indifférence des autres, par des preuves irrécusables tirées de l'observation des faits. Devant un ensemble imposant de faits nombreux, bien observés, recueillis avec soin par divers observateurs et en différents lieux, il faut que toute opposition cesse et que la vérité triomphe.

Encouragé par cet espoir, et désireux de travailler à mieux faire connaître et à vulgariser une médication dont l'efficacité n'est plus douteuse pour quiconque l'a employée, je viens reprendre la question du traitement de l'héméralopie par l'huile de foie de morue à l'intérieur. La récente publication d'un Mémoire de M. Netter sur les cabinets ténébreux dans le traitement de l'héméralopie, m'en fait un devoir.

Je rappellerai, dans cette courte brochure, l'origine de ce traitement; je reproduirai et le Mémoire que j'ai adressé à l'Académie impériale de Médecine, et le Rapport que M. le professeur Gosselin a fait sur ce sujet; je passerai rapidement en revue les résultats que cette médication a donnés jusqu'à ce jour, soit en France, soit à l'étranger. Je comparerai ces résultats aux résultats fournis par les autres traitements; je dirai, enfin, ce qu'il manque encore à cette médication pour qu'elle arrive à conquérir la place que l'avenir semble lui réserver dans l'arsenal thérapeutique.

Je m'efforcerai d'écarter de ce modeste travail tout détail inutile et qui ne se rattacherait pas directement à mon sujet.

La connaissance des propriétés antihéméralopiques de l'huile de foie de morue remonte à 1850. Une guérison complète, obtenue dans trois jours sur un malade chétif, malingre, dont l'héméralopie avait duré douze ans : voilà l'origine et le point de départ de cette découverte. Il est inutile de faire remarquer que les propriétés antihéméralopiques de l'huile de foie de morue étaient complètement ignorées avant mes premiers essais et qu'on n'en soupçonnait pas même l'existence. On n'en trouve, en effet, aucune trace ni dans les journaux ni dans les auteurs qui se sont occupés d'oculistique.

Pendant le cours d'une petite épidémie d'héméralopie qui a régné dans nos contrées de 1855 à 1857, j'ai pu étudier avec soin cette médication. Seize malades pendant ce temps ont été soumis à l'usage de ce traitement : tous ont guéri avec une rapidité presque merveilleuse. J'ai recueilli l'observation détaillée de quatorze de ces malades; cependant, j'ai hésité longtemps à publier ces faits : j'étais retenu par un sentiment de légitime défiance que tout le monde comprendra. J'attendais donc une occasion favorable : elle se présenta en 1858.

Ch. Deval, depuis ce temps enlevé à la science, venait d'appeler l'attention du corps médical sur l'héméralopie, à l'occasion d'un cas qu'il avait observé à Paris et traité avec un plein succès par les fumigations de foie de bœuf.

M. Fonssagrives, médecin en chef de la marine à Cherbourg, reprenant cette question dans une remarquable lettre insérée dans l'*Union médicale* (3 août), fait aussi connaître quelques guérisons obtenues par le même moyen. Dans cette lettre, M. Fonssagrives s'applique à faire ressortir l'antique origine de ce traitement; il suit ses migrations à travers les siècles, sa propagation dans des contrées diverses, fort éloignées les unes des autres, en Chine, en Pologne, en Podolie, où ce traitement est connu du vulgaire. Il trouve que cette affirmation continue et traditionnelle de l'utilité de l'emploi du foie contre les maladies des yeux, depuis l'esturgeon biblique du vieux Tobie jusqu'au fiel de crocodile d'Ambroise Paré, a quelque chose de très remarquable.

Mais il se demande, avec Ch. Deval, quels peuvent être les principes actifs de cette médication. La présence des éléments azotés est-elle nécessaire, ou n'arriverait-on pas au même résultat par l'emploi des fumigations simples?

M. Baizeau, professeur agrégé au Val-de-Grâce, s'est

chargé de répondre à cette question par des expériences cliniques entreprises sur une grande échelle. Il est arrivé à conclure, de ces expériences, que les fumigations simples sont aussi efficaces que les fumigations azotées. Voilà, en peu de mots, les diverses phases par lesquelles est passé ce traitement de l'héméralopie par les fumigations oculaires. On ne peut pas douter de l'efficacité de ce moyen, puisqu'elle est affirmée par trois hommes haut placés dans la science et prouvée par des faits irrécusables qui viennent confirmer ce que la tradition nous apprend sur ce sujet. Cependant, ce mode de traitement présente encore des insuccès assez nombreux : M. Fonssagrives les porte à la moitié des cas. D'un autre côté, la guérison n'est pas toujours rapide comme elle l'a été dans le fait cité par Deval; elle se fait attendre quelquefois *quinze jours* (Fonssagrives). C'est un peu long!

L'emploi de l'huile de foie de morue m'avait, au contraire, donné un succès complet dans les seize cas où j'y avais eu recours et la guérison avait été obtenue avec une rapidité surprenante. Le tableau suivant résume le résultat du traitement dans les quatorze cas que j'ai relevés :

Huit malades âgés de moins de 20 ans, guéris	3 le premier jour. 4 le second jour. 1 le troisième jour.
Une femme de 32 ans, guérie..............	le troisième jour.
Cinq, âgés de 52 à 64 ans, guéris.........	3 le troisième jour. 1 le sixième jour. 1 le neuvième jour.

Aucune des médications vantées contre l'héméralopie n'avait encore donné des succès aussi remarquables et par leur constance et par la rapidité de la guérison.

Cette considération m'imposait le devoir de publier le

résultat de mes recherches. Je les résumai dans une note qui parut dans l'*Union médicale* (9 septembre 1858). Ce travail, perdu au milieu des nombreux matériaux qui alimentent une revue périodique importante, passa inaperçu pour beaucoup de monde, et il devait en être ainsi. La nouvelle médication que je faisais connaître aurait peut-être trouvé quelque faveur si elle eût reposé sur l'emploi d'une substance de provenance inconnue, apportée de contrées lointaines. Son origine mystérieuse aurait pu lui donner le crédit et la confiance qui s'attachent trop souvent à une chose inconnue. Mais cette médication avait, au contraire, pour base l'usage d'une drogue vulgaire, connue de tous, dont on a usé et abusé dans ces derniers temps, et dans laquelle personne n'avait encore soupçonné l'existence d'une action quelconque, prochaine ou éloignée, sur l'innervation de la rétine. D'ailleurs, ce médicament était donné à l'*intérieur* pour combattre une maladie que l'on avait presque exclusivement traitée jusque-là par *des moyens locaux.*

Mon assertion dut donc paraître hasardée et peu digne de confiance.

Mon travail fut cependant remarqué par M. Bardinet, directeur de l'École de Médecine de Limoges ; mais il ne crut pas mieux pour cela aux résultats que je faisais connaître.

M. Bardinet eut occasion d'observer, sur les enfants de l'hôpital général de Limoges, une petite épidémie d'amblyopie crépusculaire, qui guérit sans aucun traitement et par un simple changement dans l'état atmosphérique. Dans la relation qu'il a faite de cette épidémie, M. Bardinet entreprend une véritable croisade contre tous les agents antihéméralopiques vantés dans ces derniers temps. Il faut voir avec quelle finesse le professeur de Limoges se raille, et des traitements anciens qu'on cherche à rajeunir, et des traitements nouveaux qu'on leur oppose. La guérison spontanée de ses malades a rendu M. Bardinet injuste envers des traitements qu'il n'avait pas expérimentés et qui méritaient peut-être de sa part un plus sérieux examen.

S'il avait lu mon travail avec attention, et surtout sans prévention, il aurait facilement reconnu qu'il existe une grande différence entre l'héméralopie si légère, si fugace de Louise Rannus, de Pierre Fautrodille, de tous leurs jeunes camarades de l'hôpital de Limoges, héméralopie que la seule apparition d'un *nuage* fait cesser, et l'amblyopie crépusculaire si intense, si rebelle, de quelques-uns de mes malades. Il aurait été obligé d'admettre que le temps avait dû s'assombrir quelquefois autour de Pierre Bassot, dont la maladie a duré du 25 juin au 25 février de l'année suivante; que le jeune Chaubeau, héméralope pendant douze ans sans interruption, a vu passer pendant ce temps sur sa tête bien des nuages grands et petits, et pas un de ces nuages ne lui a apporté la guérison et produit l'effet merveilleux du nuage de M. Bardinet. Il aurait, enfin, évité de faire tant de frais de *points d'exclamation* et de parler de *victoires faciles*, — victoires faciles pour lui, puisqu'elles lui tombent des *nuès* et qu'il n'a qu'à en recueillir le bénéfice.

M. Baizeau, plus prudent et plus juste, voulut vérifier par l'expérience clinique la valeur de ce traitement avant de le juger. Nous verrons plus loin en quels termes il en parle et quels sont les résultats qu'il en a obtenus. Constatons, pour le moment, que le professeur agrégé du Val-de-Grâce est venu pleinement confirmer les conclusions prises dans mon premier travail.

Enhardi par les succès de M. Baizeau, plus confiant dans mes premiers essais, auxquels étaient venus s'ajouter quatorze nouveaux cas de guérison, j'ai cru devoir porter devant l'Académie impériale de Médecine la question du traitement de l'héméralopie par l'huile de foie de morue. Je l'ai résumée dans le Mémoire suivant :

Traitement de l'héméralopie par l'huile de foie de morue à l'intérieur. — Mémoire présenté à l'Académie impériale de Médecine dans sa séance du 31 décembre 1861.

L'héméralopie ou cécité nocturne a eu le privilége d'attirer l'attention des médecins de toutes les époques et de tous les pays. Cette maladie, effrayante pour celui qui en est atteint, étrange dans ses symptômes, obscure dans sa nature et son étiologie, et quelquefois rebelle aux traitements les plus divers, a dû exercer la sagacité de tous ceux qui ont été appelés à la traiter.

Elle est rare dans les cités populeuses. Quelques médecins des villes ont regardé comme une bonne fortune d'avoir pu en observer un seul cas dans le cours de leur pratique médicale. Boerhaave n'a pas dédaigné d'appliquer son vaste génie à l'étude de cette affection, sur une seule observation publiée dans les Mémoires de la Société royale de Londres; Sanson n'en a observé qu'un seul cas : il s'empresse de le faire connaître.

Plus favorisés, en cela, que leurs confrères des grandes villes, les médecins de l'armée et de la marine et les modestes praticiens des campagnes sont appelés souvent à observer cette maladie et à la traiter. Les travaux remarquables qu'elle a inspirés, surtout dans ces derniers temps, sont dus presque tous aux médecins de l'armée et de la flotte.

Malgré ces études, l'héméralopie est encore une des maladies les moins connues du cadre nosologique. On a beaucoup disserté sur les causes qui peuvent la produire; on a tour-à-tour étudié l'influence des climats et des professions, celle des saisons, de la réverbération solaire (1), du refroidissement nocturne, du tempérament, du sexe. On a encore invoqué comme causes : l'état saburral, l'apauvrissement du sang, l'état scorbutique, l'insuffisance de l'alimentation, ou, au contraire, l'état pléthorique, &c. Mais il est impossible encore de préciser la part qui revient à chacune de ces causes dans la production de l'héméralopie.

Quant à sa nature, les opinions des auteurs sont aussi variées. Pour les uns, l'héméralopie est due au relâchement des fibres de la rétine, imprégnée de sérosité ou de lymphe; pour d'autres, la maladie est produite par l'état contraire, c'est-à-dire, par la rigidité de ces mêmes fibres. D'après ceux-ci, elle est due à la différence de densité des humeurs de l'œil pendant le jour et pendant la nuit. — D'après ceux-là, elle tient à une asthénie de la rétine, ce qui la rapproche de l'amaurose. — Enfin, de nos jours, MM. Nélaton, Desmarres, Baizeau, &c., la regardent comme une névrose.

(1) Je ne suis pas bien convaincu de l'influence de cette cause même après avoir lu la belle page de M. Netter sur les inconvénients pour la vue de la position du soldat sous les armes. (Voir page 14 de son Mémoire.)

Si nous abordons l'étude du traitement, nous tombons dans un véritable chaos, puisque nous ne comptons pas moins de trente médications diverses, tour-à-tour vantées outre mesure ou dédaigneusement abandonnées. Le médecin, consulté pour la première fois par un héméralope, est bien embarrassé pour choisir un traitement au milieu d'un arsenal aussi nombreux.

Et cependant, l'hésitation n'est pas permise : il doit faire cesser sans retard les appréhensions du malade, qui sont quelquefois portées jusqu'à la frayeur ; il a à rassurer les inquiétudes de toute une famille; enfin, il se trouve en présence d'une maladie qui, bien que ne compromettant pas directement la vie du malade, peut avoir pour lui des conséquences fâcheuses et causer même des accidents mortels. Les exemples n'en sont pas rares.

Dans l'existence du soldat et du marin, l'héméralopie entraîne avec elle des inconvénients d'un autre ordre qui ne sont pas moins graves. Quand elle existe sous forme épidémique, elle peut entraver le service régulier de l'armée et de la marine. Après la prise de Sébastopol, certains régiments n'avaient plus le nombre d'hommes suffisant pour monter la garde. En 1838, dans la traversée de Rio-Janeiro en France, les trois quarts de l'équipage de la frégate l'*Andromède* devinrent héméralopes.

Enfin, les soldats et les marins atteints de cécité nocturne, incapables de se conduire sans secours, sont plutôt à charge qu'utiles à leurs camarades ; ils peuvent quelquefois compromettre le salut d'une armée ou d'un navire en danger : et, chose digne de remarque, les hommes frappés d'héméralopie ne sont pas ordinairement des valétudinaires à charge à l'administration de l'armée : ils sont, le plus souvent, parfaitement valides et ils jouissent de l'intégrité de toutes leurs fonctions, moins la fonction visuelle.

Ce serait donc rendre un grand service à l'armée, à la marine et aux populations laborieuses de la campagne que de faire connaître un traitement toujours facile, prompt dans ses résultats, pouvant être employé dans toutes les positions, sous toutes les latitudes, sans préjudice pour le service militaire, et n'exigeant aucun changement dans les habitudes du malade.

Si je ne me fais illusion, ce traitement existe. Je viens le soumettre au jugement éclairé de l'Académie de Médecine, qui voudra, je l'espère, prononcer sur sa valeur. Le désir d'être utile m'engage seul à le fare connaître.

La médication que je propose n'emprunte rien à la théorie; elle repose exclusivement sur l'observation des faits : c'est là ce qui fait toute sa force et ce qui me vaudra la bienveillante attention de l'Académie.

Pour éviter de trop longs détails, je ne toucherai point à l'histoire de l'héméralopie; je ne parlerai ni de son étiologie ni de sa symptômatologie; je me renfermerai strictement dans le cadre que je me suis tracé, c'est-à-dire, dans l'exposition du traitement qu'un heureux hasard m'a fait découvrir, et j'en déduirai sommairement les conséquences qui en découlent.

Cette médication consiste dans l'usage à l'intérieur de *l'huile de foie de morue*. J'ai fait connaître mes premiers essais sur ce sujet dans l'*Union médicale* (9 septembre 1858). Depuis cette époque, de nombreuses observations, recueillies soit par moi, soit par plusieurs de mes confrères, et entre autres M. le docteur Baizeau, professeur agrégé au Val-de-Grâce, sont venues confirmer les premiers résultats et légitimer les conclusions prises dans mon premier travail.

M. le docteur Bardinet, de Limoges, et M. Baizeau trouvent une certaine ressemblance entre cette médication et certain traitement ancien qui consistait à faire manger aux héméralopes le foie de divers animaux.

J'ai déjà dit comment j'ai été amené à essayer de cette médication, et je déclare que la prétendue analogie qui peut exister entre le nouveau traitement et celui que préconise Aëtius, n'a nullement contribué à la découverte des propriétés antihéméralopiques de l'huile de foie de morue.

Au reste, que ce traitement soit renouvelé ou imité des Grecs ou des Romains, la chose est peu importante; mais il importe de savoir s'il fournit les résultats qu'il a d'abord fait espérer : pour cela, abordons l'étude des faits.

Observation I. — Pierre Chaubeau, de Sarrant, âgé de 15 ans, tempérament lymphatique, né de parents sains et robustes, est peu développé pour son âge ; il est d'une petite stature, ses membres sont grêles ; sa peau terreuse, sèche, rude au toucher, est affectée de pityriasis, surtout à la face et aux bras ; ses yeux sont ternes ; la conjonctive oculaire, soulevée par une légère couche de sérosité, offre une coloration jaunâtre et un aspect chatoyant semblable à celui de la soie ; céphalalgie sus-orbitaire. Dans la journée la vision s'exerce mal, tous les objets paraissent plongés dans un nuage grisâtre, et dès que le soleil est couché, la cécité est complète. En même temps que cette affection oculaire, il existe un dégoût prononcé pour tous les aliments aqueux; le malade ne mange ni viande, ni soupe; sa nourriture habituelle consiste dans du pain sec, pris en petite quantité; absence de soif, digestions difficiles, sommeil agité et souvent interrompu.

Ce malade n'a pas la gaieté des enfants de son âge: il est morose et d'une humeur acariâtre. Cet état maladif date de sa plus jeune enfance et inspire aux parents beaucoup d'inquiétude.

Je crus pouvoir attribuer cet état morbide si complexe à une faiblesse native et à une dyspepsie habituelle. Je soumis le malade à l'usage d'une nourriture fortifiante et des amers : sirops de gentiane et antiscorbutique, tisane de houblon, nourriture animalisée, vêtements chauds. Ces moyens furent continués pendant longtemps et n'amenèrent aucun changement dans l'état du malade. Ils furent remplacés alors par l'huile de foie de morue brune, à la dose d'une cuillerée à bouche tous les matins. Sous l'influence de ce dernier moyen, les choses changèrent vite de face. *L'héméralopie cessa dès le troisième jour*, l'appétit se déclara, l'enfant mangea indistinctement des mets qu'on servait pour sa famille, il grandit et se développa rapidement, le pityriasis disparut et le sommeil devint calme et réparateur. L'on cessa alors l'huile de foie de morue : le malade en avait pris 300 grammes. Depuis cette époque, Pierre Chaubeau a vu reparaître tous les ans, au printemps, l'héméralopie, l'inappétence et la céphalalgie sus-orbitaire; il se hâte de recourir de nouveau à l'usage de l'huile de foie de morue. Le premier jour, la céphalalgie augmente; le lendemain ou le surlendemain, une épistaxis abondante se déclare et toute souffrance disparaît. *Dès le premier soir*, la vision se rétablit et le malade s'arrête ordinairement après la deuxième cuillerée de remède. Pendant les trois ou quatre premières nuits qui suivent ce traitement, tous les objets paraissent brillants et comme couverts de neige. Durant cinq ans (de 1850 à 1855), cette héméralopie, si rebelle au début, a toujours été combattue de la même manière, et le succès a *toujours* été aussi prompt et aussi remarquable. Aujourd'hui Chaubeau est parfaitement guéri.

La disparition rapide de l'héméralopie est certainement ce qui étonne le plus dans cette observation. Les propriétés toniques et alibiles de l'huile de foie de morue sont connues de tout le monde ; mais fallait-il rapporter à ces propriétés les effets constants et rapides que son emploi a produits chez ce malade sur l'affection oculaire, pendant cinq années consécutives ?

Il était permis de soupçonner dans ce médicament l'existence d'une propriété qu'on ne lui connaissait pas encore. Cette considération m'engagea à l'essayer dans l'héméralopie simple, pendant le cours d'une épidémie qui régnait dans la contrée que j'habitais alors. L'innocuité du remède permettait cet essai, les insuccès presque constants fournis par les anciennes médications l'autorisaient.

Je l'ai employé dans trente cas environ. Je ne citerai pas ces diverses observations en détail, parce qu'elles ont entre elles une grande ressemblance ; pour ne pas donner trop d'étendue à mon travail, je me bornerai à faire connaître sommairement le résultat du traitement. Plusieurs médecins, mes voisins ou mes amis, et parmi ces derniers je dois citer le docteur Nassans, d'Auch, ancien interne des hôpitaux de Paris, y ont eu maintes fois recours. Chez tous les malades le résultat a toujours été le même : je n'ai pas à constater un *seul cas d'insuccès.*

Chez plusieurs malades, l'héméralopie a cessé dès le

premier soir, le plus grand nombre ont guéri le deuxième et le troisième jour. Quelques héméralopes n'avaient pris en tout que 15 grammes d'huile.

Dans un cas, l'héméralopie datant de neuf mois, la guérison s'est fait attendre jusqu'au neuvième jour. Cette exception, survenue presque au début de mes expériences, commençait à me faire douter de l'efficacité de la médication : elle ne tenait qu'à l'insuffisance de la dose. Je n'avais prescrit au malade que la dose ordinaire d'une cuillerée à bouche tous les matins; le septième jour, j'en fis prendre deux cuillerées, et le malade, au bout de deux jours, était complètement guéri.

En recourant à cette médication pour combattre l'héméralopie, je ne me suis préoccupé ni de la forme que cette maladie affectait, ni de l'époque de son début, ni des complications qui l'accompagnaient, ni de l'âge et du sexe des malades; je n'en ai tenu compte qu'autant que l'intérêt de la posologie l'exigeait. Les résultats ont toujours été favorables au traitement.

Ce médicament a fourni les mêmes succès entre les mains d'un homme dans l'autorité duquel je suis heureux de trouver un appui : M. le docteur Baizeau, se conformant à mes indications, a eu recours à l'huile de foie de morue; il me permettra de transcrire ici ce qu'il en dit dans un remarquable Mémoire qu'il a publié, dans le courant de cette année, sur l'héméralopie.

« Nous avons essayé, dit M. Baizeau, ce médicament, et nous l'avons donné à un certain nombre d'héméralopes, à la dose de 20 à 30 grammes, le matin à jeun. La rapidité et la régularité de son action ont été telles, que nous avons été surpris des résultats remarquables que nous avons obtenus. Chez quelques malades la guérison a été presque instantanée, c'est-à-dire que 24 heures après la prise du remède, l'affection oculaire était dissipée ; les autres ont été guéris le 2e ou le 3e jour ; rarement nous avons été forcé de prolonger le traitement au delà du 4e jour. Non-seulement nous avons réussi dans les héméralopies récentes, *mais nous avons triomphé avec la même facilité d'amblyopies nocturnes anciennes et qui avaient résisté aux traitements les plus variés*, et nous avons constaté l'efficacité de cette médication dans les cas sthéniques ou asthéniques, simples ou compliqués. Toutefois, ce serait se faire illusion que de croire qu'il suffit toujours de prescrire quelques grammes d'huile pour guérir l'héméralopie : il est certain, et nous en avons eu plusieurs fois la preuve, que *le trouble visuel disparaîtra sous son influence ;* mais s'il existe en même temps une congestion cérébro-oculaire, celle-ci persistera, et les malades, *tout en ayant recouvré l'intégrité de la vue*, présenteront du larmoiement avec une légère photophobie ou une pesanteur frontale, &c. Il y aura donc une seconde indication à remplir pour compléter la guérison et pour prévenir une récidive. »

Je reviendrai, plus tard, sur les derniers mots que j'ai soulignés dans ce passage.

Ainsi, il ressort clairement de l'ensemble des faits observés jusqu'ici que l'huile de foie de morue jouit contre l'héméralopie d'une action thérapeutique constante, rapide, incontestable, quelle que soit la forme de l'affection et son ancienneté.

Cette efficacité ne peut s'expliquer que par l'existence dans ce médicament d'une propriété spécifique, inconnue dans sa nature.

Pour mieux démontrer cette spécificité d'action, nous avons eu recours à ce médicament dans un cas d'héméralopie gastrique que j'ai déjà fait connaître et que je crois devoir reproduire ici, parce qu'il en découle un enseignement utile.

OBSERVATION II. — Jean Douillac, de Solomiac, âgé de 41 ans, constitution faible, tempérament lymphatique, héméralope depuis 20 jours, atteint une fois d'héméralopie dans son enfance; sa mère est affectée d'amaurose. En même temps que l'héméralopie, il existe chez ce malade une teinte ictérique bien prononcée, avec douleurs vagues dans les lombes et au bas-ventre, nausées, inappétence, bouche amère, langue saburrale, digestions difficiles, constipation, grande faiblesse, sentiment de courbature générale, absence de soif et de fièvre. L'examen attentif de la région du foie ne démontre l'existence d'aucune lésion de cet organe. Le malade se plaint d'une douleur sus-orbitaire et d'une sensation de gravier dans les yeux. La conjonctive est jaune et pointillée de rouge, la pupille dilatée. Douillac ne voit, dans la nuit, que les objets éclatants et fortement éclairés; il n'aperçoit même ces objets que lorsqu'ils sont placés de côté, il ne distingue pas ceux qui sont en face. Un officier de santé, attribuant l'héméralopie à une congestion cérébrale, a pratiqué une saignée du bras, qui, comme on le pense bien, n'a produit aucune amélioration. J'ordonne l'huile de foie de morue le 6 avril 1857 : *l'héméralopie a cessé dans la soirée du 8*. Les symptômes d'embarras gastro-intestinal persistent après la disparition de la cécité nocturne, mais ils cèdent bientôt à l'usage des évacuants.

L'efficacité de l'huile de foie de morue, dans ce cas, démontre d'une manière incontestable la *spécificité* d'action du remède; elle prouve aussi que l'héméralopie est indépendante des troubles qui l'accompagnent.

Chez ce malade il aurait été plus rationnel, peut-être, de commencer le traitement par l'embarras gastrique, mais il n'y avait pas péril en la demeure. J'ai voulu d'abord m'adresser à l'affection oculaire, pour mettre à l'épreuve la puissance du remède, et aussi pour m'éclairer sur la nature de l'héméralopie et savoir si elle était sous la dépendance de l'état gastrique. Le succès, dû à l'usage de l'huile de foie de morue chez ce malade, est digne d'attention à ce double point de vue.

La découverte des propriétés antihéméralopiques de l'huile de foie de morue est une découverte importante pour la thérapeutique de la cécité nocturne; mais si l'observation ultérieure vient confirmer les résultats acquis, elle constituera aussi un progrès réel pour la nosologie. J'explique ma pensée :

Nous savons combien les opinions des auteurs ont varié touchant la nature de l'héméralopie. Pour les uns, l'affection est presque toujours symptômatique; et alors, tantôt elle est liée à un état saburral (Scarpa), tantôt elle se montre avec le scorbut (Telfort, Bampfield, M. Dutrouleau); pour d'autres, elle est le premier degré d'une amaurose commençante.

Ces distinctions, en médecine, ne sont utiles qu'autant qu'elles deviennent la source d'indications thérapeutiques précises; sans cela, elles constituent un danger pour la science, parce qu'elles peuvent détourner du véritable but de la médecine — la guérison des maladies — et faire entreprendre des traitements inutiles, pénibles pour le malade et quelquefois dangereux.

Appliquant ces réflexions à la maladie dont nous nous occupons ici, s'il est prouvé qu'un traitement unique amène une guérison rapide dans tous les cas, que l'héméralopie soit simple ou qu'elle soit compliquée, ancienne ou récente, sthénique ou asthénique, il est certain que les théories diverses qui ont eu cours dans la science, touchant cette affection, ne sont que le fruit de l'imagination et qu'elles doivent s'écrouler d'elles-mêmes.

Tel est le résultat fourni par le traitement que je propose. Il vient prouver que l'héméralopie est une affection toujours la même dans sa nature, toujours complète par elle-même; c'est une maladie *essentielle*, probablement une *névrose;* et en tant que maladie essentielle, elle ne peut point entrer dans la composition d'autres maladies comme *élément*, mais comme *complication.* Elle peut marcher ainsi à côté d'éléments morbides divers; elle peut compliquer les états fluxionnaire, inflammatoire, bilieux, scorbutique, &c. Chacun de ces états devient la source d'indications thérapeutiques spéciales que le médecin doit savoir saisir; le traitement de l'affection oculaire restant toujours le même.

La doctrine des *éléments morbides*, si bien formulée par Barthez, se montre ici dans toute sa puissance, et nous admirons son utilité pratique. Elle nous aide à comprendre comment l'héméralopie peut marcher côte à côte avec d'autres états morbides sans en dépendre, sans se mêler avec eux, sans rien emprunter de leur nature, et comment on peut la faire cesser par un traitement spécial, sans affaiblir les éléments morbides qui existent avec elle, ainsi que nous l'avons observé dans le deuxième fait que j'ai cité.

Grâce à cette doctrine des éléments morbides, nous nous rendons également compte de ce qui s'est passé chez les malades dont parle M. Baizeau, à la fin du paragraphe que j'ai transcrit : le professeur du Val-de-Grâce vient en aide aux idées que j'expose ici. Il a, quoi qu'il en dise, parfaitement guéri l'héméralopie, puisque le *trouble visuel*, qui la constitue tout entière, *disparaît sous l'influence du traitement*: il a guéri la maladie contre laquelle il a employé l'huile de foie de morue, et je ne me fais pas *illusion*, en le croyant, puisque *les malades ont recouvré l'intégrité de la vue*. Mais il n'a pas complètement guéri ses malades, auxquels il reste encore quelque autre état morbide qu'il ne faut pas mettre sur le compte de l'héméralopie.

La médication par l'huile de foie de morue sera peut-être suspecte aux esprits exigeants, qui veulent tout expliquer dans l'organisme humain, sain ou malade. Il sera sans doute toujours difficile de se rendre exactement compte de l'action de ce médicament sur l'innervation rétinienne ; mais il faudra bien s'incliner devant l'autorité des faits. Ce traitement, fruit de l'expérience, rentre dans les médications *empiriques*, qui sont, de tous les moyens que possède la thérapeutique, les plus puissants et les plus constants dans leur action.

Des recherches ultérieures nous apprendront, peut-être, quels sont les éléments auxquels l'huile de foie de morue doit son action sur la rétine. Les principes bromo-iodurés et phosphorés ont-ils une part dans cette action remarquable ? Les matières grasses, si elles étaient isolées de ces mêmes principes, donneraient-elles les mêmes résultats ? Enfin, pourrait-on espérer le même succès des huiles iodées artificielles? Réservons à l'avenir la solution de ces questions.

Pour le moment, il suffit de constater cette vertu thérapeutique de l'huile de foie de morue. Elle se produit à l'insu même du malade, c'est-à-dire qu'elle ne provoque aucun effet physiologique appréciable.

Chez quelques malades, la sensibilité de la rétine a paru exaltée dans les deux ou trois premiers jours du traitement : tous les objets éclairés par la lumière artificielle paraissaient enveloppés d'une lueur rougeâtre; les corps extérieurs, plongés dans le crépuscule, semblaient recouverts d'une couche de neige. Cet état de surexcitation de la rétine, sous l'influence de l'huile de foie de morue, pouvait faire espérer une amélioration de l'amblyopie amaurotique par l'usage du même moyen. Nous l'avons employé dans trois cas d'amaurose commençante, et jamais nous n'avons pu constater la plus légère amélioration. Cette différence d'action du même remède dans ces deux maladies prouve que, contrairement à l'opinion de certains auteurs, ces deux affections sont de nature différente, et, dans les cas douteux, elle pourra aider à les distinguer.

Nous avons constamment employé l'huile de foie de morue brune; nous l'avons toujours donnée à jeun, à la dose de une à deux cuillerées par jour. Nous croyons qu'il est prudent d'en continuer l'usage pendant quatre ou cinq jours après la guérison, pour prévenir toute récidive.

Il est inutile de faire ressortir les avantages que cette médication offre sur les traitements anciens, dont quelques-uns ne sont pas sans inconvénients pour le malade: tels sont les évacuants répétés tous les deux jours (Scarpa), les vésicatoires volants autour de l'orbite renouvelés jusqu'à *dix fois*, le séton et le cautère à la nuque, &c. Pour suivre ces traitements, les militaires atteints d'héméralopie sont forcés de quitter le service, d'entrer à l'hôpital, de se soumettre au régime des malades, quoiqu'ils se sentent parfaitement valides, si l'héméralopie n'est pas compliquée d'autres états morbides.

La médication par l'huile de foie de morue, au contraire, n'exige aucune précaution : le malade n'a rien à changer à ses habitudes, ni à sa nourriture quand elle est suffisante. S'il est soldat ou marin, il peut continuer son service, l'action thérapeutique du remède n'en souffrira pas.

Tous les avantages qu'offre l'huile de foie de morue, employée contre l'héméralopie, peuvent se résumer en trois mots : rapidité dans l'action, constance dans les résultats, innocuité complète.

De l'ensemble des faits, déjà nombreux, observés soit par moi, soit par M. Baizeau, soit par M. Nassans, il est permis de conclure :

1° Que le meilleur traitement qu'on puisse opposer à l'héméralopie consiste dans l'usage, à l'intérieur, de l'huile de foie de morue donnée à jeun, à la dose de une à deux cuillerées à bouche ;

2° Ce médicament paraît agir par une vertu spécifique inconnue dans sa nature ;

3° Son efficacité contre toutes les variétés d'héméralopie, que celle-ci soit simple ou compliquée, sporadique ou épidémique, sthénique ou asthénique, tend à prouver que cette affection est toujours de même nature et indépendante des états morbides qui l'accompagnent ;

4° L'héméralopie n'est pas de la même nature que

l'amaurose, puisque celle-ci se montre réfractaire à l'action de l'huile de foie de morue ;

5° Ce traitement se montre supérieur à tous les autres par son action rapide, son efficacité constante et la facilité avec laquelle les malades peuvent en user dans tous les pays, sous toutes les latitudes et dans toutes les positions.

Ce Mémoire a été présenté à l'Académie de Médecine dans sa séance du 31 décembre 1861. L'héméralopie étant presque inconnue dans les grandes villes et notamment à Paris, ce Mémoire paraissait fatalement condamné, par la nature même de son sujet, à séjourner longtemps dans les cartons académiques. Cependant il n'en a pas été ainsi. *Habent sua fata libelli.* Grâce à la petite épidémie d'amblyopie crépusculaire qui, au printemps dernier, est venu frapper deux régiments de la garnison de Paris, M. Gosselin a pu attirer l'attention de l'Académie de Médecine sur ce travail, qui a eu les honneurs d'un beau et bon Rapport dû à ce savant professeur. Je reproduis ici ce Rapport tout entier, à cause de son importance et du solide appui qu'il vient donner aux faits que j'expose dans mon Mémoire.

Traitement de l'héméralopie par l'huile de foie de morue à l'intérieur. — Rapport officiel fait par M. le professeur GOSSELIN, *dans la séance du 15 juillet 1862.*

Messieurs, S. Exc. M. le Ministre de l'agriculture et du commerce a demandé l'avis de l'Académie sur le travail dont nous venons de lire le titre.

Lorsque ce Mémoire me fut adressé, je l'accueillis avec les deux impressions suivantes :

1° L'auteur avait été sans doute le jouet d'une illusion ou s'était laissé tromper par quelque coïncidence, en attribuant à l'huile de foie de morue la guérison de l'héméralopie, cette affection bizarre et jusqu'à présent inexpliquée, qui consiste dans la perte de la vision depuis la fin du jour jusqu'au lendemain matin ;

2° L'héméralopie étant très rare dans nos pays, et notamment dans la pratique civile, je n'aurai sans doute pas l'occasion d'observer par moi-même les effets signalés par l'auteur, et conséquemment je ne serai pas en mesure de proposer un avis à l'Académie.

Je pensai donc que le travail de M. Desponts était de ceux qui reposent longtemps dans les cartons et que l'expérience juge, sans que les académies aient besoin d'intervenir.

Cependant je lus ce Mémoire : je le trouvai bien fait ; la conviction de l'auteur me parut s'appuyer sur une observation rigoureuse d'environ trente cas, qui s'étaient développés dans la contrée qu'il habite, contrée peuplée surtout de cultivateurs. (On sait que cette profession est une de celles qui exposent à l'héméralopie.) Enfin, je vis dans l'intéressante publication de M. le docteur Baizeau, agrégé au Val-de-Grâge, sur l'héméralopie épidémique (1858), que ce médecin parlait, en termes favorables et avec l'autorité de l'homme qui a vu, du traitement proposé par M. Desponts. C'était donc à regret que je me croyais obligé, par la force des choses, c'est-à-dire par l'absence de documents cliniques, à ajourner indéfiniment la réponse demandée par M. le Ministre.

Mais l'occasion se présenta pour moi, beaucoup plus tôt que je ne l'avais supposé, de changer mes prévisions.

Dans le courant de mai dernier, les journaux politiques m'apprirent qu'un des corps de la garnison de Paris, le 5e bataillon de chasseurs à pied, caserné à l'*Ave-Maria*, avait des héméralopes. Tout de suite, je me mis en rapport avec M. le docteur de Launay, alors médecin-major de ce bataillon, et aujourd'hui attaché à l'expédition du Mexique. Puisse-t-il, dans cette contrée lointaine, recevoir l'expression de ma gratitude pour l'obligeance et le zèle qu'il a bien voulu mettre à ma disposition dans cette circonstance !

A ma première visite, je trouvai environ vingt-cinq hommes atteints d'héméralopie, les uns depuis plusieurs semaines, les autres depuis quelques jours seulement ; les uns pour la première fois, les autres pour la seconde et la troisième fois ; car, depuis plusieurs années, l'héméralopie se montre épidémiquement dans ce bataillon une ou deux fois par an. Nous choisîmes, M. de Launay et moi, cinq de ces hommes, dont quatre étaient pris depuis cinq à six jours et n'avaient encore fait aucun traitement. Le cinquième était malade depuis trois semaines, et avait été traité par l'exposition passagère des yeux à l'évaporation de l'ammoniaque. Toutes les précautions furent prises pour s'assurer que ces hommes ne simulaient pas. Je les vis moi-même, le soir, avec M. de Launay ; nous constatâmes que leurs pupilles étaient alors dilatées et immobiles ou très peu mobiles ; qu'ils étaient incapables de lire, d'écrire, de se conduire, de reconnaître leurs camarades, de distinguer les objets qu'on mettait devant eux. Leur cécité cependant n'était pas absolue : ils distinguaient de quel côté était la chandelle, la lampe, ou le bec de gaz dans la cour. D'autre part, les sous-officiers et caporaux qui les accompagnaient savaient que la simulation n'était pas à mettre en question chez ces cinq malades.

Dès le lendemain matin, ils prirent, à jeun, vers neuf heures, une cuillerée d'huile de foie de morue brune, conformément à l'indication de M. Desponts, et le surlendemain ils en prirent deux. Chez tous les cinq les résultats furent les mêmes. Le premier jour, leur vision était améliorée le soir, en ce sens qu'ils pouvaient se conduire un peu, distinguer les gros objets, mais en restant encore incapables de lire à la lumière. Le deuxième jour, ils étaient guéris, c'est-à-dire pouvaient non-seulement se conduire, mais lire et reconnaître l'heure à la montre. Nous leur donnâmes à tous le conseil de continuer l'huile de foie de morue à la dose de deux cuillerées pendant quelques jours. Mais deux des hommes seulement ont suivi ce conseil; les autres, à partir du quatrième jour, c'est-à-dire après cinq cuillerées, se sont trouvés si bien, qu'ils ont repris tous leur service et n'ont plus reparu à l'infirmerie. Nous savons, d'ailleurs, qu'ils sont restés guéris.

Je n'ai pas suivi moi-même d'autres malades; mais M. de Launay m'a assuré que sur cinq autres, après mes visites, il avait réussi de la même manière ; il a appris, d'autre part, que quelques héméralopes, informés par leurs camarades des résultats obtenus, étaient allés chercher eux-mêmes de l'huile de foie de morue dans les pharmacies voisines, et s'étaient guéris sans monter à l'infirmerie.

Ces succès étaient parfaitement identiques avec ceux

que signale M. Desponts dans son Mémoire. Mais pourtant ne s'expliquaient-ils pas peut-être par une guérison spontanée coïncidant avec l'administration du médicament? J'étais d'autant moins disposé à le croire que les autres hommes du même bataillon, qui étaient héméralopes depuis déjà huit à quinze jours, et qui n'ont pas pris d'huile de foie de morue, ont conservé leur maladie, lorsque leurs camarades traités par l'huile étaient débarrassés ; ils ont guéri, sans doute, mais plus tard et plus lentement. Néanmoins, j'hésitais encore à me prononcer, lorsque les feuilles publiques vinrent m'apprendre, à la fin de juin, qu'un certain nombre de soldats du 75e régiment de ligne, caserné rue de Reuilly, étaient héméralopes. Je m'empressai aussitôt d'aller demander des renseignements au médecin-major, M. Lambert, qui me les donna avec autant d'empressement que de courtoisie. Il m'apprit que l'épidémie était peu intense dans ce régiment ; qu'un petit nombre d'hommes en étaient atteints ; que la plupart guérissaient en deux ou trois semaines, sans traitement spécial, en gardant la chambre, évitant le grand jour, le soleil.

Notre honorable confrère consentit à employer l'huile de foie de morue, et à l'administrer comme nous l'avions fait pour les hommes du 5e bataillon de chasseurs, c'est-à-dire à la dose d'une cuillerée le premier jour et de deux le second. Quatre soldats, que j'ai vus plusieurs fois avec lui, furent traités de cette façon, le 29 et le 30 juin. Le résultat fut le même qu'au 5e bataillon, c'est-à-dire qu'après trois jours au plus, l'héméralopie avait disparu, et les malades étaient en état de reprendre leur service de nuit aussi bien que celui de jour. Ils ont donc encore été guéris promptement de leur héméralopie.

En tenant compte de ces faits, je me crois autorisé à dire à l'Académie que l'huile de foie de morue semble bien avoir la propriété de faire disparaître promptement, au moins dans les cas analogues à ceux dont j'ai été témoin, ce symptôme si gênant, et parfois si inquiétant pour les malades, la perte de la vision à partir du coucher du soleil.

Et je me sens d'autant plus enhardi à émettre cette opinion que la même impression s'est produite chez les observateurs qui ont eu l'occasion d'employer ce moyen. C'est ainsi que M. le docteur Nassans (d'Auch), ancien interne des hôpitaux, est cité par M. Desponts comme ayant obtenu les mêmes succès dans plusieurs cas d'héméralopie qu'il a eu l'occasion de traiter.

C'est ainsi encore que M. le docteur Baizeau, comme je l'ai déjà dit, s'exprime en termes parfaitement précis, puisqu'il dit avoir vu guérir l'héméralopie, à la suite de l'administration de l'huile de foie de morue, en deux ou trois jours, tandis qu'il faut habituellement deux ou trois semaines. Il n'est pas possible que plusieurs observateurs se soient laissé tromper dans leur interprétation, et la concordance des opinions a pour moi d'autant plus de valeur, que je n'ai trouvé d'opinion défavorable émise par aucun contradicteur, ce qui n'eût sans doute pas manqué d'arriver si quelqu'un avait employé, sans réussir, l'huile de foie de morue.

Je n'étonnerai certainement pas l'Académie en ajoutant tout de suite que je n'ai nullement l'intention de présenter ce remède comme infaillible, et comme également efficace à toutes les époques, dans toutes les variétés d'héméralopie, sous toutes les latitudes, sur mer comme sur terre. Il est trop évident que ne m'étant pas trouvé dans les conditions favorables à l'observation de tous les genres de faits, je me tiens, pour ceux que je n'ai pas vus, dans la plus grande réserve, et je donne l'impression que m'a laissée l'emploi de l'huile de foie de morue dans l'héméralopie épidémique de deux régiments de la garnison de Paris, héméralopie dont la variété pourrait, selon moi et comme j'essaierai de le montrer tout à l'heure, être caractérisée par le mot d'héméralopie catarrhale.

Je ne prétends pas davantage et je ne voudrais pas qu'on me fît dire que l'huile de foie de morue guérira mieux et plus vite que certains autres moyens. D'abord, la mission que nous a donnée M. le Ministre n'est pas tant d'examiner la valeur relative que la valeur absolue du moyen de M. Desponts; ensuite le champ de mes observations a été trop restreint pour que j'aie pu examiner comparativement d'autres méthodes, et notamment l'exposition des malades, pendant quelques heures du jour, dans une chambre obscure. M. le docteur Netter a plusieurs fois encore, dans le cours de cette année, insisté sur l'efficacité de ce dernier mode de traitement. Ne l'ayant pas employé, je ne puis rien en dire. Il me semble seulement qu'à efficacité égale, l'huile de foie de morue est plus commode.

Je ne serais pas étonné, d'ailleurs, d'apprendre avant peu de temps que d'autres moyens ont réussi aussi vite que l'huile de foie de morue de M. Desponts et les cabinets obscurs de M. Netter. L'héméralopie est essentiellement curable, au moins dans les variétés qui s'observent en France; sa tendance naturelle est la guérison plus ou moins rapide. C'est par cette rapidité que se recommande le moyen dont nous parlons, et il n'est pas impossible, si surtout les études se perfectionnent dans la voie que je vais indiquer tout à l'heure, que d'autres moyens d'une efficacité aussi prompte soient bientôt découverts.

Une question préoccupera peut-être l'Académie, celle de savoir si tous les hommes que j'ai vu traiter par MM. de Launay et Lambert sont restés guéris, ou si nous n'avons eu affaire qu'à une amélioration temporaire. A cet égard, je dois faire observer que, d'après les renseignements qui m'ont été fournis, les guérisons se sont maintenues jusqu'à présent. Mais tous nos malades sont certainement exposés, comme ceux qui ont été traités d'une autre façon, à la récidive. Dans les régions où sévit l'héméralopie, on la voit reparaître deux fois par an, au printemps et à l'automne; souvent elle atteint de nouveau ceux qui ont été déjà pris une ou plusieurs fois, et je n'ai aucune raison pour penser que les sujets guéris si rapidement par l'huile de foie de morue soient mieux préservés que les autres à l'automne ou au printemps prochain.

Cette question de récidive me conduit à un point délicat de l'héméralopie épidémique, pour lequel je réclame quelques instants l'attention de l'Académie.

En examinant les hommes atteints de cette maladie, j'ai recherché s'ils présentaient quelques traces d'inflammation oculo-palpébrale. J'ai trouvé la conjonctive oculaire saine et les yeux en apparence exempts d'ophthalmie chez tous; et si je m'en étais tenu là, j'aurais pu croire qu'aucun d'eux n'était atteint de phlegmasie. Mais en renversant la paupière inférieure, j'ai remarqué chez tous une injection vasculaire et une rougeur assez marquée de la muqueuse palpébrale. Cette rougeur se prolongeait jusqu'au niveau du cul-de-sac palpébral inférieur, et s'accompagnait chez quelques sujets d'un peu d'épaississement sans granutation.

Cette rougeur avait-elle une signification clinique? Je réponds, sans hésiter, par l'affirmative, et je déclare qu'elle était due à une inflammation de la muqueuse palpébrale. Seule, sans doute, elle aurait pu me laisser dans l'incertitude, parce que la coloration de la muqueuse palpébrale offre des variétés, et est quelquefois assez prononcée sur les hommes jeunes et vigoureux, sans qu'il y ait pour cela de maladie. Mais, d'une part, sur la plupart de nos soldats cette rougeur était intense, et d'autre part, elle s'accompagnait de troubles fonctionnels qu'ils n'accusaient pas tout d'abord, et sur lesquels ils seraient restés silencieux, si nous ne les avions pas questionnés. Ces symptômes étaient des picotements, des démangeaisons, un larmoiement léger, habituellement plus prononcé le matin qu'à toute heure; une agglutination des paupières au réveil, agglutination portée chez plusieurs au point de nécessiter une lotion pour obtenir l'écartement. En poussant plus loin mes questions, j'ai su que ces symptômes fonctionnels avaient existé depuis un certain temps avant l'apparition de la cécité nocturne.

Je suis donc obligé d'admettre que nos malades avaient cette variété de blépharite peu connue des praticiens, quasi-larvée, sur laquelle j'insiste pepuis longtemps, sous le nom de blépharite muqueuse des jeunes gens, variété qui, pour nos auteurs d'ophthalmologie, se trouve comprise dans l'ophthalmie catarrhale, et constitue la forme la plus simple de cette dernière. On la méconnaît ordinairement, parce qu'on oublie d'examiner la muqueuse palpébrale, et de faire causer les malades sur les légers symptômes fonctionnels que j'énumérais tout à l'heure, symptômes qu'il est difficile, quand on ne trouve pas de conjonctivite oculaire, de rapporter à autre chose qu'à une conjonctivite palpébrale extrêmement légère.

Et voici maintenant en quoi cette étude clinique a de l'intérêt. Les enfants et les jeunes gens sur lesquels, dans la pratique civile, nous observons la blépharite catarrhale avec des phénomènes physiques et fonctionnels aussi peu prononcés que ceux dont j'ai été témoin, ont souvent des troubles de la vision, consistant en fatigue oculaire, vision nébuleuse après un certain temps de lecture, d'écriture ou de toute autre occupation qui nécessite l'application des yeux. Ils sont obligés d'interrompre leur travail pendant quelques instants; s'ils continuent à fatiguer leurs yeux, particulièrement le soir à la lumière du gaz, la vision devient de plus en plus facilement nébuleuse, et pour l'empêcher de s'amoindrir davantage, il faut soustraire les malades à leurs occupations et traiter le mieux possible la blépharite, source de cet affaiblissement.

Je ne suis pas en mesure d'expliquer pourquoi cette variété d'amblyopie a lieu dans la blépharite catarrhale légère ; je dis, avec bien d'autres, qu'elle est sympathique, et je me demande s'il n'est pas possible que, dans certains cas, que je n'explique pas d'avantage, le trouble visuel prenne le caractère héméralopique, c'est-à-dire, que la rétine, sympathiquement influencée par la blépharite, devienne insensible le soir, au lieu de le devenir pendant le jour, comme cela a lieu plus habituellement.

J'ai cru devoir émettre cette présomption pour deux raisons : d'abord, parce qu'en subordonnant ainsi l'héméralopie à la blépharite catarrhale, je comprends mieux son caractère épidémique, sa persistance dans les mêmes régiments, sa récidive sur les mêmes hommes. Je ferai peut-être mieux saisir ma pensée en établissant une analogie, heureusement lointaine, entre ces épidémies de blépharite catarrhale légère, compliquées d'héméralopie, et les épidémies de blépharite purulente ou contagieuse de l'armée belge ou de l'armée russe, à certaines époques.

En second lieu, on préserverait peut-être les hommes de l'héméralopie en traitant par avance cette blépharite prémonitoire, particulièrement dans les saisons où elle s'accroît, et où son accroissement est susceptible d'amener comme épiphénomène l'héméralopie. L'emploi des collyres astringents, les attouchements de la muqueuse palpébrale avec le sulfate de cuivre, et surtout l'exposition moins longtemps prolongée aux refroidissements de la nuit, en diminuant, par exemple, la durée des factions, seraient les principaux moyens auxquels je donnerais la préférence. Il serait bon aussi d'essayer l'huile de foie de morue comme préservatif de l'héméralopie ; car, il n'est pas impossible que ce médicament agisse sur la rétine, en modifiant préalablement les paupières sous la dépendance desquelles me paraît être la cécité nocturne. De même, en traitant la blépharite par les cautérisations ou les attouchements avec le sulfate de cuivre, au moment où apparaît l'héméralopie, on ferait peut-être cesser très promptement cette dernière. Voilà pourquoi je disais tout à l'heure que d'autres moyens pourraient la faire disparaître aussi vite que le fait l'huile de foie de morue.

L'Académie me pardonnera, je l'espère, cette digression, à laquelle j'ai été conduit par l'examen des héméralopes dont j'ai parlé, et par l'habitude que j'ai prise depuis longtemps de tenir grand compte, dans les troubles visuels, de l'état des paupières. Et pour me sauvegarder du reproche qui pourrait m'être adressé de me montrer sur ce point trop aventureux, je placerai, en terminant, mon opinion sous le patronage d'un ophthalmologiste dont personne ne récusera l'autorité. M. Sichel, dans un article consacré aux troubles visuels qui sont sous sa dépendance (*Gaz. médicale*, 1847), a développé cette pensée qu'il existait une héméralopie étroitement liée à l'ophthalmie catarrhale légère. Il y a beaucoup insisté en regrettant de ne pouvoir citer des faits en faveur de son opinion. On n'a pas fait attention à cette proposition de M. Sichel, parce qu'il prononce à tout moment le mot de conjonctivite catarrhale légère, et qu'on n'a pas remarqué que, dans sa pensée et d'après ses habitudes, cette conjonctivite occupe exclusivement la muqueuse palpébrale, se traduit par des troubles fonctionnels légers, et passerait inaperçue si l'on ne prenait pas soin de renverser la paupière inférieure pour examiner son état anatomique. Je ne connaissais pas ou j'avais oublié la proposition de M. Sichel, lorsque j'ai fait les remarques dont j'ai entretenu l'Académie ; mais en relisant son travail, j'ai été satisfait d'avoir constaté, sans aucune idée préconçue, la lésion palpébrale dont cet auteur avait besoin pour étayer solidement sa doctrine.

Comme conclusion, je propose à l'Académie de répondre à Son Exc. M. le Ministre de l'agriculture et du commerce que le traitement de l'héméralopie par l'huile de foie de morue à l'intérieur est sans aucun danger, et paraît être avantageux. (*Union médicale.*)

Comme on le voit, le Rapport de M. le professeur Gosselin se divise en deux parties bien distinctes. Dans la première, il rend compte des expériences qu'il a faites sur les malades de deux régiments de Paris ; dans la seconde, il cherche à apprécier la part qui peut revenir dans la production de l'héméralopie à la blépharite muqueuse qu'il a observée sur tous ses malades.

Les journaux, dans le compte-rendu qu'ils ont fait de ce rapport, se sont surtout attachés à mettre en relief la seconde partie de ce travail; mais ils ont peut-être exagéré la pensée de son auteur. Ils s'expriment ainsi : « Dans la seconde partie de son Rapport, M. Gosselin appelle l'attention sur la blépharite catarrhale qui accompagnait l'héméralopie chez tous les sujets soumis à son observation. Il *croit* qu'il suffirait ordinairement de traiter cette blépharite prémonitoire (collyres astringents, &c.), pour prévenir le développement de la cécité nocturne. »

J'ai cherché en vain, dans les termes mêmes du Rapport, une opinion aussi nettement formulée; je n'ai pas su l'y trouver. « Je me demande, dit M. Gosselin, s'il n'est pas *possible* que, dans certains cas *que je n'explique pas*, le trouble visuel prenne le caractère héméralopique, c'est-à-dire que la rétine sympathiquement influencée par la blépharite, devienne insensible le soir, au lieu de le devenir pendant le jour, comme cela a lieu plus habituellement. » Plus loin il ajoute : « On préserverait *peut-être* les hommes de l'héméralopie en traitant par avance cette blépharite prémonitoire, &c. » Voilà sans doute la pensée tout entière de M. Gosselin, exprimée par M. Gosselin lui-même. On ne retrouve pas là cette affirmation franche et nette que les journaux lui ont prêtée. Dans toute cette partie de son Rapport, le savant professeur exprime une espérance plutôt qu'une opinion nettement arrêtée.

M. Gosselin a remarqué, chez tous ses malades, l'existence d'une inflammation plus ou moins vive siégeant sur la paupière et vers le cul-de-sac oculo-palpébral ; il est porté à attribuer à cette inflammation une certaine importance dans le développement de l'héméralopie. Cette inflammation n'avait guère été indiquée avant lui que par M. Sichel. Mais, si le siége réel de cette inflammation était passé inaperçu, il n'en est pas de même des symptômes divers par lesquels elle manifeste son existence, tels que les picotements, les démangeaisons vers les yeux, le larmoiement léger, l'agglutination des paupières, &c. Tous ces symptômes ont été signalés avec soin par quelques-uns des auteurs modernes qui ont étudié l'héméralopie ; on les trouve décrits tout au long dans le travail de M. Baizeau ; seulement on n'avait pas cru devoir leur attribuer un rôle important dans la production de l'héméralopie.

Si cette étiologie de la cécité nocturne était prouvée, la question se simplifierait singulièrement : l'héméralopie ne serait plus une maladie, elle serait réduite à l'état de symptôme ; elle ne serait plus seulement une incommodité facile à guérir, mais on pourrait encore la prévenir, l'empêcher de se développer, et l'on aurait le droit de croire « qu'il suffirait ordinairement de traiter cette blépharite » prémonitoire pour prévenir le développement de la cé- » cité nocturne. »

Malheureusement cette étiologie n'est nullement démontrée, et il s'écoulera peut-être un temps fort long avant qu'on puisse se prononcer sur ce sujet et rattacher cette singulière affection à une lésion anatomique précise. Car, dans l'existence simultanée de la blépharite catarrhale et de l'état héméralopique, quel est le fait primordial ? De ces deux éléments, quel est celui qui prime l'autre et le tient sous sa dépendance ? Qui pourrait le dire ?

Si, d'une part, l'inflammation de la conjonctive oculaire

produit une perturbation dans la fonction visuelle, d'autre part, une lésion de la fonction elle-même ne peut-elle pas amener le développement d'un état inflammatoire dans l'organe qui préside à cette fonction ? Nous savons tous que lorsque nous cherchons à lire ou à faire un travail délicat à une lumière insuffisante, les muscles de l'œil, l'iris, enfin toutes les parties constituantes de l'organe entrent en travail, par une action synergique, pour faire arriver jusqu'à la rétine les trop rares rayons lumineux qui nous entourent. Bientôt nous ressentons vers les yeux une fatigue, un picotement désagréable, une douleur sur-orbitaire, tous les signes d'un éréthisme et d'une congestion passagère, qui, en se renouvelant souvent, finiraient par amener sur cet organe un état d'inflammation permanente. Pourquoi l'héméralope, obligé de saisir à une lumière insuffisante pour lui, la forme et la position des objets qui l'entourent ou qui doivent servir à ses besoins, n'éprouverait-il pas la même fatigue des yeux et n'en subirait-il pas les conséquences inévitables ?

Hypothèse pour hypothèse, cette dernière paraît au premier abord aussi admissible que l'autre et aussi conforme aux lois de la physiologie. Mais je la préfère pour les raisons suivantes, basées sur l'observation clinique : plusieurs des malades que j'ai traités et qui ont été guéris par l'usage de l'huile de foie de morue, offraient l'ensemble des symptômes signalés par M. Gosselin. J'ai négligé de les interroger pour savoir si l'apparition de ces symptômes était antérieure au début de l'héméralopie ; mais ce que je puis affirmer, c'est que chez quelques-uns de ces malades ces troubles ont persisté pendant trois ou quatre jours après la guérison de la cécité nocturne. « S'il existe, dit M. Baizeau, en

» même temps que l'héméralopie une congestion cérébro-
» oculaire, celle-ci persistera, et les malades, tout en ayant
» *recouvré l'intégrité de la vue*, présenteront du larmoie-
» ment avec une légère photophobie ou une pesanteur
» frontale, &c., » c'est-à-dire tous les signes d'une inflammation oculaire. Or, si l'héméralopie est liée à ces troubles de l'œil, comme l'effet est lié à sa cause, comprend-on que l'héméralopie disparaisse quand la cause qui l'a engendrée continue de subsister?

D'autre part, si la blépharite catarrhale donnait naissance à l'héméralopie, il est probable que cette dernière maladie se montrerait beaucoup plus fréquemment qu'elle ne le fait. On l'observerait quelquefois dans les grandes villes, où la blépharite catarrhale n'est pas rare. Cette dernière règne souvent dans nos contrées; le voisinage des Pyrénées produit ici, au printemps et en automne, des variations rapides et fréquentes dans la température. Sous l'influence de ces variations atmosphériques, nous voyons apparaître les affections catarrhales sous toutes les formes. Cependant nous n'avons encore observé l'héméralopie épidémique que pendant les printemps de 1855, 1856 et 1857.

Mais admettons pour un moment, et peut-être l'observation ultérieure viendra le démontrer, que l'héméralopie soit produite par l'existence antérieure d'une blépharite muqueuse. La nosologie sans doute y gagnera quelque chose, puisqu'on n'aura plus à discuter sur la nature de la maladie; les hypothèses des anciens sur le relâchement ou la rigidité des fibres de la rétine, sur les diverses densités des humeurs de l'œil pendant la nuit et pendant le jour, sur l'asthénie de la rétine, &c., s'écrouleront d'elles-mêmes; il ne restera plus qu'un état sympathique lié à l'existence de la blépharite muqueuse. Mais, au point de vue pratique, quels seront les avantages qui en résulteront pour la thérapeutique, ce but final de la médecine ?

Lorsqu'une épidémie de blépharite catarrhale viendra frapper un régiment ou un équipage, quelle devra être la conduite des médecins chargés de veiller sur la santé des troupes ? Pour combattre les symptômes presque insignifiants de cette blépharite, iront-ils soumettre tous leurs malades, sans distinction aucune, à un traitement unique et recourir de prime-abord à l'usage des collyres astringents, des attouchements avec le sulfate de cuivre, de tous les agents cathérétiques, enfin, qui, s'ils sont exempts de danger pour le malade, ne sont pas pour lui sans souffrance ? Et pourquoi sera déployé tout cet appareil thérapeutique ? Dans l'unique but de prévenir le développement d'une maladie dont l'apparition est toute problématique et dont la guérison peut être obtenue dans deux ou trois jours, ainsi que M. Gosselin lui-même l'a constaté. Il faut le reconnaître, le traitement prophylactique sera plus douloureux et au moins aussi long que le traitement curatif par l'huile de foie de morue.

Et d'ailleurs, les moyens cathérétiques, sur lesquels on fonde un si grand espoir, donneront-ils les résultats qu'on en attend ? Il est permis d'en douter. Leur emploi n'est pas nouveau dans le traitement de l'héméralopie; tous les collyres indiqués par M. Gosselin ont été mis en usage, sinon comme moyens préservatifs, au moins comme agents curatifs ; et cependant leur emploi a été généralement abandonné, ce qui prouve que ces médicaments n'ont pas donné les résultats qu'on en avait espérés.

Je ne m'arrêterai pas plus longtemps sur ces considérations; je m'y suis peut-être déjà trop longuement appesanti. Je ne les ai exprimées qu'avec une vive appréhension, et je n'en aurais pas parlé, quoiqu'elles se rattachent directement à mon sujet, si j'avais su comprendre la véritable portée des espérances que l'on nous donne sur la découverte plus ou moins prochaine de quelques nouveaux moyens qui « doivent faire disparaître l'héméralopie aussi vite que » le fait l'huile de foie de morue. »

Assurément, la théorie pourra nous indiquer encore de nombreux traitements à opposer à la cécité nocturne; elle n'a pas encore dit son dernier mot à cet égard, quoiqu'elle ait enrichi la thérapeutique de cette affection d'un nombre presque embarrassant de médications : il en existe au moins trente tour-à-tour vantées outre mesure ou dédaigneusement abandonnées. Cette richesse apparente cache peut-être une pauvreté réelle : elle prouve ou que l'héméralopie est essentiellement curable, au moins dans les variétés qui s'observent en France; ou que, parmi les antihéméralopiques connus, il n'en est aucun qui ait répondu aux exigences des expérimentateurs et satisfait leurs désirs. Au milieu de tous ces nombreux traitements enfantés par la théorie, un seul est resté populaire, se conservant par la tradition, traversant une longue série de siècles et survivant à l'abandon de tous les autres, et, chose digne de remarque, ce traitement si vivace est un produit de l'empirisme : c'est le traitement par les fumigations oculaires.

L'huile de foie de morue, autre médication empirique, aura-t-elle un meilleur sort que les médications qui l'ont précédée ? Son passé nous donne le droit de l'espérer ; d'ailleurs, ce traitement diffère essentiellement des autres sous plusieurs rapports. Il s'en distingue :

1° *Par son mode d'emploi.* Il est donné à l'*intérieur* pour combattre une maladie que l'on a considérée dans ces derniers temps, que l'on est porté à regarder encore comme un état purement *local*, et contre laquelle on n'a guère employé que des moyens *externes* ;

2° *Par la constance de ses résultats.* Dix malades du 5e bataillon de chasseurs à pied, quatre soldats du 75e régiment de ligne, en tout quatorze malades, sont soumis, sous les yeux de M. Gosselin, à l'usage de l'huile de foie de morue. On prend les plus grandes précautions pour se garantir de toute simulation et pour s'assurer de l'existence réelle de l'héméralopie. Chez tous ces malades le résultat est le même : il se traduit par une amélioration notable dès le premier soir et par une complète guérison le second ou le troisième jour. Ce résultat est donc encore identique avec les résultats qui ont été signalés par tous ceux qui ont employé ce traitement. Jusqu'ici cent malades au moins ont été traités par l'huile de foie de morue : on n'a pas encore fait connaître un seul cas d'insuccès ;

3° *Par la rapidité de ses effets.* Cette rapidité dans la manifestation de l'action thérapeutique de l'huile de foie de morue a vivement frappé l'esprit de tous ceux qui l'ont mise en usage ; ils en ont tous exprimé énergiquement leur surprise. Ils n'ont pu expliquer et cette rapidité et cette constance dans les effets qu'en admettant dans ce remède l'existence d'une propriété spécifique inconnue dans sa nature. Dès le début de mes essais, je me suis efforcé de démontrer la spécificité de cette action. Je crois toutefois que de nouvelles études sont nécessaires sur ce sujet difficile.

L'esprit est si fortement frappé de l'action prompte et constante de ce médicament sur l'innervation pervertie de la rétine, que l'on est en droit de rechercher si ses propriétés antihéméralopiques ne seraient pas simplement un des modes de manifestation d'une action dynamique plus générale; action dynamique précieuse que l'on pourrait utiliser contre d'autres états *névrosiques* de la vue.

J'ai fait disparaître par ce même traitement une *diplopie* idiopathique chez un homme de 54 ans, et une de ces amblyopies sympathiques dont parle M. Gosselin dans son Rapport, amblyopie se rattachant à l'existence de cette variété d'inflammation palpébrale que le savant professeur désigne sous le nom de *blépharite muqueuse des jeunes gens.* J'ai observé cette dernière maladie chez une demoiselle de 15 ans, qui avait été forcée de suspendre tout travail depuis plus de trois mois. Tous les traitements mis en usage jusque-là avaient échoué. Après quatre ou cinq jours de traitement par l'huile de foie de morue, le trouble de la vue a cessé, et la malade a pu reprendre, depuis cette époque, ses occupations habituelles.

Je signale ces faits en passant; ils ne sont ni assez nombreux ni assez concluants pour qu'on puisse en rien inférer pour l'avenir; mais ce double succès doit nous encourager à poursuivre nos recherches.

Pour compléter l'étude du traitement de l'héméralopie par l'huile de foie de morue, il nous reste encore à examiner plusieurs questions dont la solution jettera quelque jour sur ce sujet. Cette médication jouit-elle de la même puissance contre toutes les variétés d'héméralopie? Agira-t-elle sous d'autres climats que celui de Paris? Est-il permis de conclure des résultats qu'elle a fournis jusqu'ici qu'elle est supérieure, par son efficacité, aux autres médications qui ont été en faveur dans ces derniers temps? La solution de ces trois questions reposera encore exclusivement sur l'examen des faits.

I. — Tous les malades traités sous les yeux de M. Gosselin offraient, comme nous l'avons vu, cette variété d'héméralopie qu'on a désignée sous le nom d'héméralopie catarrhale. Cette circonstance nous explique la réserve dans laquelle s'est renfermé le savant professeur quand il a dû prendre ses conclusions. Nous pourrions prouver, par des observations relativement nombreuses, que les autres variétés de cécité nocturne, pas plus que l'héméralopie catarrhale, ne se montrent réfractaires au traitement par l'huile de foie de morue. Pour ne pas donner trop d'étendue à notre travail, nous ne citerons qu'un petit nombre de faits. Parmi ceux que j'ai observés moi-même, je dois rappeler : 1° L'observation du jeune Chaubeau, héméralope pendant douze ans sans interruption, guéri en trois jours; 2° Pierre Bassot, héméralopie datant de huit mois et s'aggravant de jour en jour, guérie en neuf jours; 3° Jean Douillac, héméralopie gastrique, guérie en trois jours, malgré la persistance des symptômes gastro-intestinaux. Je pourrais citer aussi quelques cas d'héméralopie grave et rebelle, dont je dois la connaissance à l'obligeance du docteur Nassans. Ecoutons encore, à cet égard, M. le docteur Baizeau : « Non-seule» ment, dit-il, nous avons réussi dans les héméralopies

» récentes, mais nous avons triomphé *avec la même facilité*
» d'amblyopies nocturnes anciennes et qui avaient *résisté*
» *aux traitements les plus variés*, et nous avons constaté
» l'efficacité de cette médication dans les cas *sthéniques*
» ou *asthéniques, simples* ou *compliqués.* »

Tous ces faits paraissent assez concluants et donnent le droit de croire que la puissance du traitement se montre toujours la même, quelle que soit la forme de l'affection.

II. — La question de l'influence des climats est peut-être plus difficile à résoudre, parce que la connaissance de cette médication ne s'est pas encore assez répandue et que nous ne possédons qu'un petit nombre de faits se rapportant à cette question. L'expédition du Mexique permettra peut-être de nouvelles recherches à cet égard.

Nous avons vu toutefois cette médication réussir sous le climat de Paris, entre les mains de MM. Gosselin et Baizeau; elle a donné les mêmes succès dans le midi de la France, où elle a pris naissance. Passons sous une latitude plus méridionale, et voyons ce que pensent de ce traitement les médecins portugais qui l'ont mis en usage. Je cite, à cause de son importance, un document un peu étendu que j'emprunte à l'*Union médicale* (22 juillet 1862) :

Dans une étude très complète sur l'héméralopie, faite à propos des cas observés dans la garnison de Lisbonne, de 1856 à 1861, par le docteur Clément Mendes, chirurgien en chef de l'hôpital militaire de cette ville, se trouvent les passages suivants : « Nous avons réuni les héméralopes entrés à l'hôpital dans une salle spéciale, en recommandant aux chefs de service l'emploi de l'huile de foie de morue. M. Teixeira, chirurgien-major du 1er régiment d'artillerie, fit les premiers essais, et le résultat *surpassa toutes les espérances*. Aujourd'hui, dans les cas d'héméralopie idiopathique, c'est le traitement généralement *suivi* et *accrédité*. »

Convaincu de l'inutilité de changer les héméralopes de conditions hygiéniques, M. Teixeira les traita à la caserne. « Dès qu'ils m'étaient présentés, je les interrogeais, ainsi que le sergent, pour ne pas être trompé, et je prescrivais l'huile de foie de morue, en donnant trois jours de convalescence au malade. Les résultats curatifs correspondirent à ceux obtenus à l'hôpital. Dans six cas, quatre guérirent avec trois cuillerées d'huile et deux avec quatre seulement. Après les deux premières guérisons, *tous les autres soldats réclamaient le même traitement*. »

Dans son dernier compte-rendu clinique, le docteur Gomes dit : « J'ai employé l'huile de foie de morue, expérimentée avec avantage par M. Teixeira ; et sans pouvoir affirmer, d'après un petit nombre de cas, que ce moyen est le meilleur, car j'en ai vu d'autres agir très rapidement, je dois signaler l'observation (384) d'un soldat atteint depuis cinq mois, qui fut guéri en sept jours. Comment expliquer cette rapidité sans une action spécifique ? Et il faut noter que l'examen des yeux, fait toutes les nuits, ne laissa pas le moindre doute sur la réalité de la guérison, parce que les altérations sensibles de l'iris disparurent graduellement. »

« Sur 20 cas traités par ce moyen, tant dans l'hôpital qu'au dehors, tous guérirent en trois ou quatre jours, dit le docteur Mendes ; la maladie étant idiopathique, sans aucune complication, chez des sujets jeunes, sains et robustes. Sans en faire continuer l'usage cinq ou six jours après, comme le recommande M. Desponts, nous n'avons pas observé de récidive. Parfois, le malade en prenait une ou deux cuillerées et restait deux ou trois jours en observation. »

« Je sais, dit M. Valle, que l'héméralopie disparaît parfois spontanément, et tel est le secret de beaucoup d'antihéméralopiques; mais cette disparition spontanée en peu de jours n'est ni ordinaire ni constante, tandis qu'elle est presque *certaine* après trois ou quatre jours d'emploi de l'huile.

» Ce nouveau remède s'est donc montré aussi efficace à Lisbonne qu'à Paris. »

III. — Cette efficacité est-elle supérieure à celle des autres traitements qui jouissent encore de quelque crédit? Nous n'examinerons que deux de ces traitements; ce sont les plus accrédités, les fumigations oculaires (simples ou azotées) et le cabinet ténébreux de M. Netter.

M. Caffe, rédacteur en chef du *Journal des Connaissances médicales pratiques*, parle bien, dans le n° 21 de son journal (1862), d'un autre traitement : « Notre observation personnelle, dit-il, nous a convaincu que *tous les toniques* ont une propriété au moins *équivalente* à l'huile de foie de morue, *sinon supérieure*. Nous avons ordonné, quand nous remplissions les fonctions de chirurgien aide-major au 24e régiment de ligne, l'ingestion d'une bouteille de vin par chaque homme en vingt-quatre heures, et la chambre obscure pendant le même temps. Ils sortaient de là tous guéris. »

Ce traitement, dont je ne veux pas, lorsque M. Caffe l'affirme, contester l'efficacité *équivalente,* sinon *supérieure,* à celle de l'huile de foie de morue, a tous les inconvénients des traitements mixtes. Les partisans des toniques,

M. Caffe en tête, vont réclamer les honneurs de la guérison en faveur de la bouteille de vin, et ils auront raison; M. Netter et ses amis en attribueront, au contraire, tout le mérite à l'emploi du cabinet ténébreux, et ils n'auront pas tort. Qui donc prononcera entre ces deux camps? Sera-ce les malades? Si on les consulte, ils voteront tous pour le maintien de la première moitié de l'ordonnance : ils y trouveront, sinon la guérison qu'ils demandent, au moins un dédommagement aux ennuis de la seconde moitié, c'est-à-dire de la réclusion dans un lieu obscur!

Les *fumigations oculaires* se recommandent, comme nous l'avons vu, par leur antique origine; elles ont encore leurs partisans; nous savons que Ch. Deval, MM. Fonssagrives et Baizeau les ont employées avec un certain succès. Cependant, selon le médecin de Cherbourg, elles se montrent impuissantes dans la moitié des cas. M. Baizeau, qui les a mises en usage en même temps que l'huile de foie de morue, n'a pas cru devoir se prononcer entre ces deux médications dans les conclusions qui terminent son Mémoire, mais son opinion sur cette matière semble se révéler à la 82e page. Après avoir passé en revue les précautions que l'on doit prendre pour combattre l'héméralopie sthénique, il ajoute : « En même temps on prescrira les fumigations aqueuses sur les yeux *ou mieux de l'huile de foie de morue*, et on y joindra quelques légers révulsifs, &c.... C'est dans l'héméralopie asthénique seulement, *si l'huile de foie de morue fait défaut*, qu'il convient de faire usage des excitants locaux, &c. »

Avant de passer à l'examen du traitement de l'héméralopie par l'emploi *des cabinets ténébreux*, je dirai quelques mots du Mémoire que M. Netter vient de publier sur ce sujet.

Le praticien de Strasbourg formule de la manière suivante la conduite que doit suivre tout expérimentateur sage et consciencieux : « C'est, dit-il, avec le doute philosophique qu'il faut aborder les expériences, avec le doute qui ne préjuge rien, ni pour ni contre, et non pas avec un doute dédaigneux, négation anticipée. »

Nous verrons plus tard si M. Netter s'est toujours conformé à ce sage précepte.

Jusqu'à présent, dans le cours de ce travail, je me suis efforcé d'éviter toute théorie, et je me suis borné à la simple exposition des faits. Après avoir lu le Mémoire de M. Netter, je me félicite d'avoir suivi cette ligne, et je suis décidé plus que jamais à ne pas m'en écarter. Les trop savantes théories de M. Netter semblent avoir été faites moins pour expliquer la maladie que pour légitimer son traitement. Je ne le suivrai pas sur ce terrain.

Je me permettrai seulement, sur son travail, quelques observations qui se rattachent à trois points principaux : on peut signaler à M. Netter des contradictions flagrantes, des omissions volontaires, des erreurs de fait qui déparent singulièrement son Mémoire.

1° *Contradictions.* — MM. Baizeau et Mendes n'ont pas réussi à guérir leurs héméralopes par l'emploi du cabinet ténébreux. Pourquoi ce traitement a-t-il échoué entre leurs mains ? Parce qu'ils n'ont pas exactement suivi les conseils donnés par M. Netter. Pour réussir, « il faut, condition essentielle de la médication, *que la vue des héméralopes demeure soumise aux ténèbres*, *sans discontinuité*, *pendant une série de plusieurs heures et tout en exigeant qu'ils restent éveillés*. Or, toutes ces précautions ont-elles été prises par M. Baizeau ? A-t-il placé auprès des malades *un infirmier intelligent et sûr ?* Pas un mot là-dessus dans ses écrits. » (Page 33.)

Voilà bien les conditions exigées par M. Netter, et formulées par lui-même ; il ne rabattra rien de ces précautions quand il s'agira d'expliquer les insuccès de ceux qui auront employé en vain son traitement. Mais veut-il, au contraire, se rendre compte des guérisons attribuées à d'autres médications ? c'est autre chose. « Que d'illusions possibles, s'écrie-t-il, en face d'une affection pouvant disparaître du jour au lendemain sous l'influence *d'un peu d'obscurité !* » Voyez plutôt :

Comment agissent les fumigations oculaires ? — Par le voile jeté sur la tête du malade, pendant l'opération ;

Comment les cautérisations avec le nitrate d'argent ? — En forçant le malade à cacher sa tête sous la couverture, pour éviter le grand jour qui augmente sa souffrance ;

Comment les vésicatoires à la nuque ? — En tenant le malade éveillé pendant la nuit.

Toujours un peu d'obscurité ! Façon heureuse de tout ramener aux *cabinets ténébreux.*

Chose singulière ! M. Baizeau, qui ne sait pas guérir ses malades quand il a recours aux cabinets ténébreux, mais qui les guérit par les fumigations oculaires, emploie dans ce dernier cas, sans le savoir, le cabinet ténébreux ou un de ses équivalents, grâce au voile posé sur la tête du malade !! Mais que nous voilà loin des précautions exigées plus haut !

2° *Omissions volontaires.* — M. Netter m'a fait l'honneur de citer mon nom et de parler du traitement par l'huile de foie de morue. Eh bien, je le demande, pourquoi ne fait-il pas connaître les résultats signalés par M. Baizeau, dans son Mémoire ? Pourquoi ne dit-il rien des expériences des médecins portugais ? Pourquoi laisse-t-il croire que cette médication est née d'hier avec mon Mémoire à l'Académie impériale de Médecine ? Pourquoi, enfin, sur les quatorze cas signalés par M. Gosselin, dans son Rapport, ne fait-il connaître que les neuf cas qui sont personnels à ce professeur ?

Nous comprenons ce silence prudent sur les faits nombreux que nous rappelons ici : c'est que ces guérisons, que l'on ne peut contester, parce qu'elles sont affirmées par des expérimentateurs qui se nomment : Gosselin, Baizeau, Mendès, Teixeira, &c., on les laisse dans l'ombre faute de pouvoir les ranger sous la loi commune, et parce qu'elles gênent les théories de Strasbourg.

Nous nous trompons ; M. Netter ne renonce pas à toute explication : « Pendant que les malades ont été traités de cette manière, dit-il, quel a été l'*état du ciel ?* Les héméralopes sont-ils restés renfermés dans l'infirmerie ?? »

Nous voyons reparaître ici le *nuage* de M. Bardinet.

3° *Erreur de fait.* — « Chargé d'examiner, dit M. Netter, si, comme l'a annoncé le docteur Desponts (écoutez ceci), une ou deux cuillerées d'huile de foie de morue, *ingérées dans l'estomac*, dissipent l'héméralopie dans *trois jours au plus tard*, M. Gosselin a abordé l'étude des faits avec l'idée de périodicité, et.... son Rapport a été favorable : on verra plus loin quelle en est la valeur. »

En présence d'un fait aussi nettement articulé, nous avons le droit de demander à M. Netter quel est l'expérimentateur qui a posé en principe que l'huile de foie de morue doit agir dans *trois jours au plus tard?*

Je regrette de dire que c'est là une erreur manifeste, erreur involontaire, assurément, mais qui arrive bien à propos pour les besoins de la cause. Voyez, en effet, comme ce délai de *trois jours* vient en aide à M. Netter.

OBSERVATION. — « Straumann, clairon au 4e bataillon de chasseurs à pied, héméralope depuis trois mois, entre à l'hôpital le 16 août dernier. Dilatation énorme des pupilles, paresse dans les mouvements de contraction, cécité complète la nuit et le jour dans une obscurité modérée, absence d'inflammation de la conjonctive, même à la face interne des paupières. 19 août, constatation de cet état par M. le professeur Stœber, en présence d'un Membre de l'Institut, de passage à Strasbourg. »

« Pendant *trois jours* le malade prend successivement, en notre présence, une, puis deux cuillerées d'huile de foie de morue. Insuccès complet. »

« Le quatrième jour il entre dans le cabinet noir à huit heures moins un quart du matin, commence à voir à midi et se trouve guéri le soir. »

« Ramené à la clinique le jour suivant, le malade, *interrogé, raconte ce qui vient d'être dit,* et M. le professeur constate le fait. »

« Concluons que les succès relatés dans le Rapport académique témoignent, une fois de plus, de la brusquerie avec laquelle l'héméralopie peut se dissiper *spontanément,* brusquerie telle, qu'elle ne s'accorde guère qu'*avec l'idée d'un ressort qui ayant été forcé reprend tout à coup son jeu.* » (1).

(1) Pour comprendre ces paroles du médecin de Strasbourg, nous devons nous reporter à la page 58 de son Mémoire ; nous y lisons : « Admettez maintenant que l'appareil de la vision à l'ombre corres-

Voilà comment expérimentent les amis du doute philosophique, de ce doute qui ne préjuge rien, ni pour ni contre.

Voilà une méthode d'expérimentation aussi habile que philosophique, méthode qui ne peut donner que de brillants résultats, et au moyen de laquelle on pourra prouver l'impuissance des agents le mieux accrédités de la matière médicale. Le sulfate de quinine lui-même n'y résistera pas.

Mais passons — et admettons comme un cas d'insuccès le fait cité plus haut. Il est bien et dûment enregistré comme tel par M. Netter : le clairon Straumann vient confirmer la parole du maître, par sa déclaration, devant M. Stœber, déclaration bien inutile après l'affirmation pure et simple de M. Netter.

Ce cas d'insuccès a-t-il toute l'importance et toute la valeur qu'on veut bien lui donner ? Nous ne le pensons pas, et nous pouvons le prouver par des raisons empruntées au Mémoire même de M. Netter.

Lorsque cet habile expérimentateur a voulu mettre à l'épreuve la puissance de notre médication, il a dû choisir avec soin le *sujet de son unique expérience;* nous pouvons nous en rapporter à lui pour cela. Straumann offre toutes les conditions voulues. Pour nous en convaincre, comparons son état avec l'état de G...., du 13e d'artillerie, autre héméralope dont l'histoire est longuement détaillée (page 37).

ponde, comme nous le supposons, à un élément spécial de la rétine, il doit parfois arriver que cet élément rétinien, par suite de l'antagonisme des deux mouvements (rétrécissement des pupilles et dilatation des pupilles), se trouve tiraillé, et qu'il y ait alors là *comme un ressort plus ou moins faussé et qui ne joue plus.* » Après cette théorie empruntée à la mécanique, on doit s'étonner que M. Netter ne veuille pas reconnaître l'action bienfaisante de l'*huile* sur ce ressort plus ou moins faussé et qui ne joue plus ?

M. le professeur Stœber a constaté l'état des deux malades.

G....	STRAUMANN.
1° Pupilles dilatées et paresseuses; finalement le malade, amené dans un cabinet obscur où tout autre voit, se trouve être aveugle ; ce qui était obscurité pour les assistants, est ténèbres pour lui ;	1° Dilatation *énorme* des pupilles, paresse dans les mouvements de contraction, *cécité complète* la nuit et le jour dans une obscurité modérée....
2° Durée de la maladie : 84 ou 85 jours ;	2° Durée de la maladie : 93 ou 94 jours ;
3° Durée du traitement : Quinze heures passées dans le cabinet ténébreux, avant le retour de la sensibilité de la rétine.	3° Durée du traitement : Quatre heures avant le retour de la sensibilité.

Après avoir bien pesé les divers éléments de cette comparaison, chacun peut conclure.

Chez le premier malade, nous constatons un échec complet le premier jour, après une petite séance de neuf heures. Cet échec, M. Netter l'attribue à l'ancienneté de la maladie. Mais alors, comment va-t-il nous expliquer la guérison de Straumann obtenue en quatre fois moins de temps, quoique l'affection soit plus ancienne et plus grave et que le malade n'ait pas été préparé à ce résultat par un séjour de plus de deux mois, à l'ombre, dans un hôpital?

Quant à nous, cette différence dans la rapidité de la guérison ne nous surprend pas, et nous l'expliquons par l'usage antérieur de l'huile de foie de morue, qui avait redonné, en partie, à l'œil de Straumann, la sensibilité qu'il avait perdue et qu'il aurait entièrement recouvrée, si l'on avait insisté plus longtemps sur ce moyen ; mais cela ne faisait pas l'affaire du cabinet ténébreux.

Au reste, quelle que soit l'importance que M. Netter et ses amis voudront donner à ce prétendu insuccès, ce fait négatif ne pourra nullement infirmer les nombreux faits positifs constatés par les divers expérimentateurs dont nous avons parlé, pas plus que les faits positifs du praticien de Strasbourg ne pourront réduire à néant les insuccès signalés par MM. Baizeau et Mendes.

M. Baizeau a obtenu des résultats si insignifiants de l'emploi du cabinet ténébreux qu'il a dû y renoncer. M. Mendes n'a pas été plus heureux : « Les quelques essais faits du cabinet ténébreux, dit-il, n'ont pas été suivis de succès, soit que l'asthénie ou la faiblesse de la rétine se trouve mal de cette gymnastique oculaire, soit que les indications du praticien de Strasbourg n'aient pas été ponctuellement remplies. »

Si les insuccès constatés par M. Mendes tiennent à cette dernière cause, la méthode de M. Netter aura à souffrir des difficultés que soulève son emploi. La première condition de succès pour un traitement est sa simplicité, la facilité de son application.

M. Netter reconnaît les défauts de sa méthode à cet égard ; il ne les cache pas, on doit le louer de sa sincérité. « Nous l'avons déjà reconnu, dit-il, notre médication n'est pas commode ; elle est d'un grand ennui, non pas tant pour les malades, que la certitude d'une guérison prochaine arme de patience, mais pour les infirmiers chargés de rester avec eux pendant une série d'heures, aujourd'hui avec l'un, demain avec l'autre, et aussi pour les médecins qui, voulant surveiller l'exécution du traitement, sont obligés à chacune de leurs visites d'attendre trop longtemps que leur propre éblouissement se soit dissipé. »

Si on reconnaît des défauts aussi graves à cette médication quand on l'emploie dans les garnisons, alors qu'on peut, avec une volonté comme celle de M. Netter, obvier à tous ces inconvénients, que sera-ce dans la vie des camps, au milieu des privations de toute sorte?

Proposera-t-on de faire suivre l'armée de cabinets ténébreux mobiles répondant à toutes les conditions que le traitement réclame ? Et dans ce cas, où trouvera-t-on ces infirmiers intelligents, sûrs, bien exercés, possédant, en outre, un dévouement et une abnégation à toute épreuve, toujours prêts à se condamner aux ténèbres pour rendre la vue à leurs semblables ?

Il est bien à craindre que ce traitement, fruit d'une théorie ingénieuse, ne tombe et ne périsse avec la théorie qui l'a engendré, si son auteur ne se hâte de le rendre moins embarrassant et plus facilement applicable. Heureusement que M. Netter espère pouvoir le simplifier un jour... Attendons avec calme ce progrès.

M. Netter doit me pardonner les quelques réflexions qui précèdent ; elles ont été provoquées par les allégations erronées qui se sont glissées dans son Mémoire sur les cabinets ténébreux, et par la défaveur, je pourrais même dire le ridicule qu'il a cherché à jeter sur tous les traitements qui échappent à sa théorie ou qui la gênent. Il voudra bien reconnaître que je n'ai nullement contesté ses succès.

Le traitement par l'huile de foie de morue a le caractère bien fait ; il veut vivre en bon voisin avec les autres traitements ; il ne leur refuse pas tout mérite ; et, comme il n'adopte pas de théorie, il les respecte toutes. Il n'a pas la prétention de tout expliquer, il se contente du modeste rôle de *guérisseur*. Il pense avec M. Fonssagrives et bien d'autres que « mieux vaut guérir sans expliquer, qu'expliquer sans guérir. » Que lui importe que l'héméralopie soit une maladie périodique ou continue, qu'elle soit produite par une insolation prolongée ou par le refroidissement nocturne; il a seulement la prétention de la guérir, et il prouve ses services par des faits nombreux et consciencieusement observés, quoi qu'en puisse penser M. Netter.

Le traitement par l'huile de foie de morue se recommande par sa simplicité ; l'homme le moins exercé, le plus inhabile, peut l'employer aussi facilement que le plus expérimenté. « Quelques héméralopes, dit M. Gosselin, informés par leurs camarades des résultats obtenus, sont allés chercher eux-mêmes de l'huile de foie de morue dans les pharmacies voisines, et se sont guéris sans monter à l'infirmerie. »

Je n'ai rien à ajouter à ces paroles du professeur de Paris ; elles font bien comprendre et la puissance de ce traitement et sa simplicité.

Je borne là ce que j'avais à dire du traitement de l'héméralopie par l'huile de foie de morue. On trouvera peut-être que je me suis trop longuement étendu sur ce sujet ; on voudra bien se souvenir qu'il s'agit d'une cause qui est un peu la mienne : je ne voudrais ni en exagérer l'importance, ni la laisser trop s'amoindrir. Elle mérite l'attention des hommes sérieux.

Si la question de l'héméralopie est peu importante pour la médecine civile, elle offre au contraire un haut intérêt pour la médecine des armées et de la marine.

Pour remplir ses pénibles devoirs, l'homme de guerre,

soldat ou marin, doit jouir de l'intégrité de toutes ses fonctions. Au moment du danger, il n'y a pas de repos pour lui : il doit veiller et la nuit et le jour. L'aveuglement nocturne peut compromettre à la fois et l'existence du soldat et le salut de la cause qu'il est appelé à défendre. Dans nos dernières guerres les combats de nuit ont été fréquents. Qui ne se souvient encore avec émotion des mémorables luttes qui ont eu lieu pendant la nuit sous les murs de Sébastopol ? Inkerman, Melegnano rappellent aussi des combats nocturnes. Si l'héméralopie sévit épidémiquement sur un corps d'armée, elle peut compromettre son salut en condamnant à l'inaction, pendant la nuit, un grand nombre d'hommes parfaitement valides dont l'absence pourrait se faire sentir au moment du danger. Nous avons déjà dit qu'après la prise de Sébastopol, la proportion des héméralopes était telle, à un moment donné, dans certains régiments, qu'il n'y avait plus le nombre d'hommes suffisant pour monter la garde. Quels dangers n'eût pas couru l'armée si la maladie s'était montrée dans les mêmes proportions pendant les travaux du siége !

L'administration de la guerre a parfaitement compris la gravité de cette question, puisqu'elle a placé l'héméralopie au nombre des motifs d'exemption pour le service militaire. La cécité nocturne peut être facilement simulée, nous ne connaissons pas de signes pathognomoniques qui nous permettent de la distinguer et d'en préciser l'existence ; aussi, l'embarras des conseils de recrutement est grand quand ils se trouvent en présence d'un prétendu héméralope sur le sort duquel ils ont à prononcer : ils sont tenus d'accepter les déclarations de la partie intéressée et de s'en rapporter au témoignage des pères de famille. Tout embarras cesserait, si l'on connaissait un moyen commode et sûr de guérir rapidement l'héméralopie; elle ne serait plus alors un motif d'exemption. De nouvelles recherches sur l'emploi de l'huile de foie de morue sont donc encore intéressantes à cet égard.

Nous aurions pu encore examiner la question du traitement par l'huile de foie de morue sous le rapport économique, point de vue bien secondaire sans doute, mais qui a cependant son importance, même en thérapeutique. Admettons qu'il soit nécessaire d'employer en moyenne 100 grammes d'huile par homme pour un traitement complet, et cette moyenne est un peu élevée, car certains malades n'en dépensent pas la moitié ; si l'huile est achetée en gros, la dépense ne monte pas à 20 centimes pour chaque malade.

Résumons en peu de mots les faits que nous avons exposés dans cette brochure.

Nous avons vu que l'huile de foie de morue, employée pour combattre l'héméralopie, a donné, jusqu'ici, les plus heureux résultats, les succès les plus incontestables entre les mains de tous ceux qui l'ont mise en usage. Ainsi, en France, MM. Gosselin, Baizeau, Nassans, etc. ; en Portugal, MM. Mendes, Teixeira, Gomes et Valle, sont venus constater tour-à-tour la puissance de ce moyen et confirmer les résultats annoncés dans mon premier travail. Citer ces noms, c'est donner une preuve irrécusable d'une bonne et consciencieuse observation ; on ne croira pas que des expérimentateurs de ce mérite aient pu être le jouet d'une illusion, comme on a pu le penser de l'auteur de ce traitement.

Nous avons vu que cette médication jouit toujours de la même efficacité, quelle que soit la forme qu'emprunte l'héméralopie.

Nous pensons que ce traitement doit être préféré aux autres, soit à cause de sa puissance, soit pour sa simplicité.

Après les faits que nous avons fait connaître, que faut-il encore pour convaincre les plus exigeants ? Soumettre ce traitement, encore peu connu, à une nouvelle expérimentation faite sur une plus grande échelle et dans des conditions variées autant que possible ; l'expérimenter dans les diverses espèces d'héméralopie, sous différents climats, sur mer comme sur terre ; comparer, enfin, les résultats de cette médication avec les résultats fournis par les anciens traitements.

J'appelle de tous mes vœux cette étude d'appréciation et cette nouvelle expérimentation. C'est pour travailler, selon l'étendue de mes forces, à provoquer cette épreuve décisive pour mon traitement, que j'ai résumé dans cette brochure son histoire complète et le tableau des résultats connus qu'il a donnés jusqu'ici.

Si le passé de ce traitement répond de son avenir, s'il possède une action spécifique réelle, ainsi que tous ceux qui l'ont employé sont portés à le croire, il n'a rien à redouter ni de cette nouvelle épreuve ni de ce travail d'appréciation. Alors il sera permis de porter un jugement définitif sur ce sujet ; alors on verra si ce traitement doit être généralement *suivi* et *accrédité* en France, comme il l'est déjà en Portugal.

Aux médecins de l'armée et de la flotte revient le privilége de dire le dernier mot sur cette question.

www.ingramcontent.com/pod-product-compliance
Ingram Content Group UK Ltd.
Pitfield, Milton Keynes, MK11 3LW, UK
UKHW020346250726
13967UKWH00005B/2139